DU CROUP

DE LA DIPHTÉRIE

ET

DE L'ANGINE COUENNEUSE

PAR

Le Docteur COMTE-LAGAUTERIE.

RIBÉRAC

C. DELECROIX, IMPRIMEUR-LIBRAIRE

Rue de la Sous-Préfecture

1870

DU CROUP

DE LA DIPHTÉRIE

ET

DE L'ANGINE COUENNEUSE

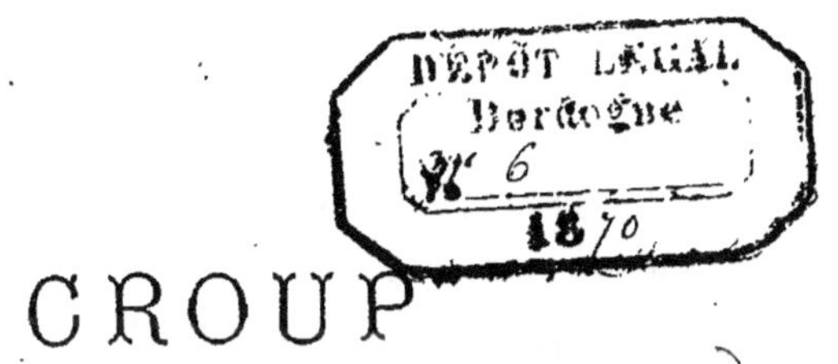

Le croup, la diphtérie et l'angine couenneuse sont trois maladies de la même famille. Leur principe est dans le sang, et, ce qui le prouve, c'est la tendance qu'ont toutes les parties du corps dénudées accidentellement ou volontairement à se couvrir de la fausse membrane qui en est le caractère principal.

La fleur de soufre prise à l'intérieur, à haute dose, est contre ces trois maladies ce qu'est le quinquina contre les fièvres d'accès.

Les nombreuses victimes que le croup, la diphtérie et l'angine couenneuse font, non-seulement en France, mais dans les pays étrangers, prouvent jusqu'à l'évidence qu'on n'a pas encore trouvé un remède efficace à opposer à ces trois fléaux qui désolent les familles et déciment les populations.

Le hasard qui, souvent, est un grand maître en découvertes, m'a-t-il fait trouver ce remède? Je laisse la parole aux faits, j'invite mes confrères à les contrôler par l'expérience : de leur concours seul peut jaillir la lumière.

Le 28 juillet 1866, M. le directeur de la *Gazette des hôpi-taux de Paris* imprimait la lettre suivante :

St-Paul-Lisonne, le 28 juillet 1866.

Monsieur le rédacteur,

Du 23 septembre 1865 au 25 janvier 1866 douze cas de croup se sont déclarés dans ma commune sur 12 enfants et ont fait 12 victimes : le plus âgé de ces enfants avait 8 ans, le plus jeune 15 mois.

Les vomitifs administrés coup sur coup, le perchlorure de fer, le chlorate de potasse, les sirops de cubèbe et de copahu d'après la formule du docteur Trideau, tout a été inutilement employé.

Le 25 janvier, dans la matinée, je perdais mon douzième malade. En présence de l'inefficacité navrante de ces divers traitements, et le cœur plein de tristesse, je songeai à la nécessité d'un traitement nouveau et je me fis d'abord cette question : Qu'est-ce que le croup, l'angine couenneuse, la diphtérie et toutes ces productions couenneuses qui se développent sur toutes les parties du corps dénudées accidentellement ou par d'anciens vésicatoires? Ne doit-on pas là voir plutôt une maladie du sang qu'une maladie des muqueuses, comme le pense le docteur Trideau? J'en étais là de ces réflexions quand il me vint subitement à la pensée que les fausses membranes que j'avais vues sur d'anciens vésicatoires au bras, sur des plaies aux pieds, sur des boutons de diphtérie développés autour et en dedans des oreilles avaient une ressemblance frappante avec le champignon qui se développe sur le raisin, et auquel on a donné le nom d'oïdium. Plus je réfléchissais à cette ressemblance, plus je la trouvais vraie. Comme je savais que la fleur de soufre guérissait l'oïdium de la vigne, il me restait à faire l'expérience de ma comparaison, si un nouveau cas de croup se présentait, ce que j'étais cependant loin de désirer. Mais je ne devais pas attendre longtemps. Dès le soir du 25 janvier, j'étais appelé près d'une petite fille âgée de 7 ans, atteinte du croup depuis la veille et chez laquelle la suffocation marchait à grands pas. Dans le même village, deux enfants avaient déjà succombé de la maladie dont elle était atteinte. Je prévins, en conséquence, les parents, du nouveau traitement que j'allais employer et je leur recommandai de suivre exactement mes ordonnances. Je me fis apporter aussitôt de la fleur de soufre : j'en pris une cuillerée à bouche que je délayai dans un verre d'eau et recommandai de faire prendre par cuillerée à bouche, une toutes les heures, après avoir agité le mélange. Le lendemain , l'enfant allait mieux : nouvelle potion pour la journée. Le surlendemain, je cesse mes visites; l'enfant est guérie et n'a plus qu'une toux grasse que j'attribue aux fausses membranes qui flottent, incomplètement détachées, dans la trachée artère et que je recommande aux parents de me garder, si l'enfant les expectore. Deux jours après , une brusque quinte de toux les expulse et on m'en apporte trois morceaux déjà désséchés, de la grosseur chacun d'un gros haricot. A partir de ce jour jusqu'au 23 mai, six autres cas se présentent sur des enfants dont le plus âgé avait 7 ans et les deux plus jeunes 20 mois et 11 mois, et je déclare que le traitement par la fleur de soufre, à haute dose, uniquement employé, a fait des miracles ; que par lui j'ai sauvé ces sept enfants d'une mort certaine et prochaine, et qu'il n'a jamais duré plus de deux jours. En voici un exemple : Le 21 mai, à 4 heures du matin, je fus appelé près d'une petite fille âgée de 11 mois ; elle était prise du mal de gorge depuis deux jours, mais comme ses parents croyaient que ce n'était, disaient-ils, que la graille, ils n'en avaient pas fait cas. Malgré les six succès que j'avais déjà obtenus du traitement par la fleur de soufre, j'étais inquiet du résultat de ce cas. L'enfant avait la figure cyanosée : les yeux, projetés hors de l'orbite, roulaient de droite à gauche, et la respiration qu'on pouvait entendre à vingt mètres au moins était si aiguë qu'elle déchirait les oreilles. Des boutons de diphtérie existaient sur ses oreilles, sur son cou, ses joues et sa tête : de toutes ces parties sortait un suintement intarissable. Je préparai aussitôt une potion avec la fleur de soufre et j'administrai moi-même la première cuillerée. L'enfant se débattit, mais aucun cri, pas même le moindre son ne put sortir de son larynx. Le soir, à 5 heures, je repassai ; depuis 2 heures, les parents avaient cessé d'administrer la potion prescrite, la jugeant inutile. L'enfant devant mourir dans quelques minutes, ils ne voulaient pas la faire souffrir davantage. Je m'étais muni de l'insufflateur du docteur Guillon pour insuffler du nitrate d'argent en poudre dans le larynx de l'enfant; mais il me fut impossible de l'obtenir des parents. Comme j'insistais, ils me dirent qu'ils aimaient mieux continuer la fleur de soufre et me promirent de passer la nuit à la faire prendre. Le lendemain, l'enfant, que j'avais regardée comme perdue le soir, était ressuscitée; elle avait même mangé un peu de soupe à mon arrivée, et la voix était revenue. La potion fut encore continuée pendant ce jour, et, le surlendemain, l'enfant étant guérie, je cessai mes visites. Je la vis huit jours après : il ne paraissait rien de ses souffrances, et toute la diphtérie qu'elle avait sur le cou, les oreilles, les joues, etc., était complètement disparue.

J'ajouterai que pendant une absence que je fis dans le mois d'avril, deux cas s'étant présentés dans ma clientèle, tous deux traités par les anciens moyens, furent promptement mortels.

Depuis vingt-cinq ans que j'exerce la médecine à la campagne, ayant une clientèle de 3,000 familles au moins, il m'était arrivé de ne voir que quatre cas de croup tous terminés par la mort.

Si cette épidémie qui a régné dans ma commune, et qui a été si fatale aux douze premiers enfants que j'ai vus, m'avait fait découvrir le spécifique contre cette redoutable maladie, ce serait le cas de dire qu'à quelque chose malheur est bon.

Agréez, etc,

, COMTE-LAGAUTERIE,

Docteur Médecin.

Quand j'écrivis cette lettre, je croyais que les chaleurs avaient emporté le dernier germe de croup de ma contrée et que je n'aurais probablement plus l'occasion de l'observer. Il ne devait pas en être ainsi : quand le croup et la diphtérie ont planté leur sinistre drapeau dans une localité, ils y prennent droit de domicile et y font de redoutables apparitions au moment où on s'y attend le moins. C'est à cela que je dois d'avoir pu continuer les expériences que j'avais déjà faites et les nouveaux résultats que j'ai obtenus me donnent aujourd'hui le droit de dire que, dans le traitement du croup et de la diphtérie par la fleur de soufre, à haute dose, la guérison est la règle générale. Et voici les preuves à l'appui de ce que j'avance :

Dans les premiers jours du mois d'août, une épidémie de diphtérie se déclare dans ma clientèle et emporte quatre petites filles dont une âgée de 12 ans. Les habitants de nos campagnes ont la funeste habitude, dès qu'ils voient leurs enfants souffrants, de leur mettre au bras un vésicatoire ou un sainbois, et quand il arrive que c'est la diphtérie qu'ils traitent ainsi, la question est bientôt jugée. C'est ce qui s'est rencontré dans ces quatre cas malheureux où, trois fois, j'ai trouvé l'enfant morte à mon arrivée; j'assistai à la mort de la quatrième, âgée de 5 ans, très-intelligente, qui mourut après avoir fait ses adieux à toute sa famille, pendant que, sans nullement prévoir ce triste

évènement, je lui préparais une potion de fleur de soufre. Toute
sa diphtérie ne consistait, cependant, qu'en une pseudo-membrane jaune et très-épaisse, survenue depuis quelques jours sur
un vésicatoire qu'elle portait au bras. Tant que les parents
voient leurs enfants se lever, marcher, parler et manger, ils sont
en pleine sécurité : la tristesse, l'amaigrissement, la pâleur livide passent inaperçus. Mais aussi, quand ils se décident à appeler le médecin, ils ne manquent jamais de dire : Venez vite;
ça presse. Que de fois il est déjà trop tard !

Le 10 août au soir, je suis appelé dans le village du Colom-
bier, commune de Saint-Séverin, pour la petite B..., âgée de
10 ans, qui fréquente l'école des religieuses, atteinte depuis midi
d'une dysurie atroce. Cette enfant raconte que la religieuse
n'ayant pas voulu la laisser sortir, elle avait été obligée d'attendre la récréation pour uriner, et, qu'à ce moment, elle avait
éprouvé de si fortes douleurs, qu'elle avait quitté l'école et était
revenue chez elle. La vessie n'est point distendue par l'urine,
mais tout le pubis, les parties génitales externes et la partie interne des fesses sont le siége d'énormes boutons rouges, poin-
tus, laissant entr'eux environ un demi centimètre d'intervalle.
Les parties génitales internes, d'un rouge foncé, ne présentent
point la trace de boutons. Je me bornai à prescrire un traitement émollient, *intus* et *extra*. Je suis réappelé le 16 : la petite
malade ne va pas mieux, mais, ce qui augmente surtout les inquiétudes de la mère, c'est une large plaie occupant les deux
tiers inférieurs du bras gauche, survenue à la suite de l'applica-
tion, pendant deux heures tout au plus, d'un petit morceau de
sainbois qui cause des souffrances horribles et une suppuration
fétide, intarissable. Après avoir enlevé les linges qui recouvrent
cette plaie, je constate une fausse membrane grisâtre qui en oc-
cupe toute la circonférence, tandis qu'au centre j'aperçois les
papilles du derme parfaitement séparées par la fonte du tissu
cellulaire qui les unissait, pointillées de sang. Passant ensuite à
l'examen des parties génitales, je ne retrouve plus les boutons
que j'avais vus; ils se sont affaissés et sont remplacés partout

par une pseudo-membrane continue, jaunâtre, qui paraît d'une épaisseur considérable. La diphtérie, que je n'avais pas soupçonnée d'abord, m'apparaissait alors dans toute sa gravité. Après avoir pansé la plaie du bras avec un linge graissé de suif de chandelle, je préparai une potion avec : fleur de soufre huit grammes, sucre en poudre trente grammes, le tout bien trituré et délayé ensuite dans douze cuillerées à bouche d'eau froide, et j'en fis commencer l'administration par une cuillerée à bouche, qu'on devait répéter toutes les heures, en ayant soin d'agiter la potion chaque fois. Je laissai huit autres grammes fleur de soufre pour le lendemain 17. Le soir de ce jour-là, je revins voir ma petite malade et je constatai : 1° que la plaie du bras était guérie : je supprimai le pansement; 2° qu'il n'existait plus trace de fausses membranes sur les parties qui en étaient recouvertes la veille; 3° que, sous l'influence de la fleur de soufre, tout s'était fondu, ne laissant que les traces indiquant le siége des boutons. La petite malade prit encore huit grammes fleur de soufre dans la journée du 18, et sa guériron fut complète.

Le 23 août, je suis appelé chez V... pour sa fille, âgée de 12 ans, qui fréquente aussi l'école des religieuses. Elle est alitée depuis quelques jours; sa maladie consiste en vésicules grosses comme des grains de chenevis, existant sur tout le corps et pleines d'un liquide rose clair; sur les parties soumises au frottement, les vésicules écrasées sont remplacées par des croûtes noirâtres. Croyant avoir affaire à un purpura hemorrhagica vésiculaire, je prescrivis le phosphate de fer liquide du docteur Leras et du vin de quinquina édulcoré de sirop de gentiane. Le 28, je revois ma malade qui ne veut plus prendre ni fer ni quinquina, párce que ces médicaments lui donnent la colique : aucun changement dans l'état; j'insiste pour que ma prescription soit continuée. Après mon départ, la mère applique un morceau de sainbois sur le bras de sa fille. Le 29 au matin, je suis mandé en toute hâte : la malade, en se levant de dessus son vase de nuit, a eu une syncope dont on ne peut la faire revenir. Arrivé bientôt près d'elle, on m'apprend qu'en vidant son vase on y avait trouvé une grande quantité de sang. L'explication de la syncope m'était donnée. La malade est d'une pâleur mortelle ; un mucus clair s'écoule de ses narines à l'ouverture extérieure desquelles on aperçoit une fausse membrane blanche et *mince* existant aussi à la commissure des lèvres. Je découvre la malade et j'aperçois sa manche de chemise imbibée d'une suppuration noirâtre. Il n'y a plus de doute, c'est la diphtérie. J'enlève les linges qui enveloppent le bras et je me trouve en présence d'une plaie de mauvais aspect, s'étendant depuis l'attache inférieure du deltoïde jusqu'à l'articulation du coude, occupant les trois quarts de la circonférence du bras, recouverte à sa circonférence d'une fausse membrane mince, et, au milieu, sous une feuille de lierre, d'une bouillie sanguinolente provenant de l'écrasement des vésicules. Le morceau de sainbois n'est pas resté appliqué plus de deux heures, tant il causait de souffrances : sa suppuration coule comme une source. Après avoir fait le pansement avec un linge graissé de suif, je préparai une potion avec huit grammes fleur de soufre, et, tout en prévenant les parents du peu d'espoir que j'avais dans la guérison, je leur recommandai d'exécuter regulièrement ma prescription jusqu'à mon retour, leur laissant pour cela huit autres grammes fleur de soufre. Le 30 au soir, je revois ma malade : la plaie du bras est guérie, l'épiderme est reformé : plus d'écoulement de mucus des narines, plus de fausse membrane à la commissure des lèvres. La malade demande à manger ; j'ordonne huit autres grammes de fleur de soufre pour la journée du 31. Le soir de ce jour-là, je constate la disparition presque complète des vésicules ainsi que des croûtes noirâtres existant sur les parties postérieures du corps, les genoux et les coudes. Ce traitement, continué pendant deux jours de plus, à la dose de huit grammes de fleur de soufre par jour, amena la guérison complète d'un cas que je croyais désespéré. Et, sans le sainbois que j'avais blâmé de prime abord, il est probable que j'aurais perdu ma malade, car j'aurais continué à voir et à traiter un purpura qui n'existait pas, comme l'ont prouvé le traitement et la prompte guérison qui s'en est suivie.

Le 4 septembre, je suis appelé chez L..., même village, et dont la famille se compose de huit enfants, pour une de ses filles, âgée de 5 ans, malade depuis huit jours. On ne m'avait pas fait appeler plus tôt de peur que je voulusse faire guérir les boutons qu'elle portait derrière les oreilles et autour du cou, qu'on regardait comme une provision de santé, et l'on ne s'y était décidé que parce que depuis deux jours l'enfant maigrissait à vue d'œil et qu'on ne pouvait plus suffire au pansement des parties dénudées d'épiderme, tant la suppuration était fétide et abondante. L'enfant est d'une pâleur livide; ses yeux sont d'un blanc de nacre; l'amaigrissement est considérable; les linges qui sont autour de son cou, qui reçoivent la suppuration provenant de nombreux petits boutons placés derrière les oreilles, ainsi que sa chemise, sont imbibés de pus. Le traitement commencé ne fut pas long. La malade mourait subitement, assise sur les genoux de sa mère, une heure après ma visite. Le 8, je suis appelé de nouveau dans la même maison où je trouve les quatre plus jeunes enfants atteints de boutons diphtéritiques derrière les oreilles, entre les doigts et les orteils. Je les soumets tous quatre aussitôt au traitement par la fleur de soufre.

En sortant de cette maison, je suis appelé chez un voisin pour deux enfants, âgés l'un de 30 mois et l'autre de dix. Ces deux enfants, qui sont énormes de constitution, sont atteints d'une diphtérie qui s'étend d'une oreille à l'autre, en envahissant la partie postérieure du cou. La suppuration qui s'écoule de ces parties est des plus abondantes. En examinant les oreilles de l'aîné, qui sont affreuses par le développement qu'elles ont pris, j'aperçois d'énormes vers qui remuent dans le fond du conduit auditif interne. Après avoir fait sortir ceux que je pus à l'aide d'injections, je préparai des potions de fleur de soufre à continuer jusqu'à mon retour. A ma visite du 10, tous les enfants étaient guéris, le traitement était supprimé et j'apprenais que la femme L... s'était procurée de la fleur de soufre et en avait fait prendre préventivement à ses trois autres enfants, qui ne furent pas atteints.

Le 15 septembre, le croup fait une nouvelle apparition qui me touche de très-près. Vers les deux heures du soir, un de mes enfants, âgé de 9 ans, est pris subitement en s'amusant d'une toux rauque très-douloureuse, qu'il cherche autant qu'il le peut à retenir; à quatre heures, il éprouve dans le larynx la sensation d'un corps étranger qu'il cherche à faire couler par des frictions répétées sur cet organe. N'apercevant rien sur les amygdales ni dans l'arrière-gorge, je diagnostique une laryngite. La nuit se passe bien, ainsi que la matinée du 16; mais à midi la scène change, l'enfant devient triste, ses yeux s'enfoncent dans l'orbite et se cernent d'un cercle noir, la toux devient grosse et la respiration bruyante. La fièvre existe. Malgré ces symptômes, je ne puis me décider à admettre que ce soit le croup; mais à minuit, je fus forcé de le reconnaître : le premier accès éclate alors dans toute sa férocité. L'enfant est assis, le corps renversé en arrière et appuyé sur ses deux mains; la bouche ouverte, le cou et la poitrine tendus pour aspirer l'air qui lui manque. La voix est éteinte. La respiration, bruyante, se fait entendre dans toute la maison. L'oppression est à son comble; l'enfant étouffe et cherche à faire couler ce qui le gêne dans le larynx; enfin l'accès passe, il tombe anéanti, la figure inondée de sueurs. Je prépare aussitôt une potion avec fleur de soufre 9 grammes, sucre quantité suffisante, eau douze cuillerées à bouche, et j'en administre deux cuillerées coup sur coup; une heure après j'en donne deux autres cuillerées, et je continue ensuite par une cuillerée toutes les heures. A neuf heures, sommeil pendant lequel la respiration me paraît devenir plus libre; l'oppression perd de sa force. Réveil à onze heures, et le premier cri est celui-ci : « Je suis guéri, rien ne m'embarrasse plus dans le cou. » Il n'y avait eu ni toux grasse, ni expectoration, ni transpiration; mais, comme la respiration restait encore ronflante, je jugeai que le corps étranger se fondait sur place, et je fis continuer la fleur de soufre encore toute la journée. Le lendemain la guérison était complète, il ne restait qu'une faiblesse de la voix qui ne disparut que longtemps après.

Le 28 décembre, L..., demeurant Chez-Cautelier, commune de Saint-Séverin, vient me chercher pour une de ses sœurs âgée de 20 ans, qui est si mal, dit-il, qu'il a peur de ne pas la trouver en vie à son retour. La malade ne demeurant qu'à un kilomètre de chez moi, je fus bientôt près d'elle, et en la voyant, je constate qu'elle est atteinte du croup arrivé à sa dernière période. Sa tête haute et renversée en arrière, ses yeux à demi-clos, sa poitrine et la région stomacale débarrassées de toute espèce de couvertures, ses inspirations diaphragmatiques longues et pénibles, son pouls filiforme, intermittent, sa pâleur livide, son indifférence complète à tout ce qui se passe autour d'elle, tout annonce une fin très-prochaine. Elle a cependant toute sa connaissance, car lorsque je lui demande où elle souffre, elle porte la main à son larynx. Depuis huit jours elle avait mal à la gorge, elle avait en même temps une toux extraordinaire, mais comme elle avalait sans difficulté les aliments qu'elle prenait, on ne s'en était pas occupé. Sa toux n'existe plus, il ne passe plus dans le larnyx et la trachée artère que l'air nécessaire à ce reste de vie. La voix est complètement éteinte. Je déclare bien sincèrement que je regardais ce cas comme au-dessus de toute ressource, et, quoique la fleur de soufre m'eût déjà donné des résultats inespérés, je m'adressai encore à elle mais sans la moindre confiance. Il était midi : je prépare une potion contenant dix grammes fleur de soufre dans douze cuillerées d'eau, à faire prendre par cuillerée à bouche d'heure en heure. On passera la nuit, et je laisse dix autres grammes fleur de soufre pour une seconde potion, si l'état de la malade nous permet de l'employer. Le lendemain matin, quand je vis arriver le père tout en pleurs, je crus, sans en être étonné, que sa fille était morte. Mais, je fus bientôt rassuré quand il m'eût dit qu'elle ne l'était pas, mais que c'était tout comme, attendu que depuis deux heures après minuit, lorsqu'elle n'avait encore pris que deux cuillerées de la seconde potion, elle crachait de gros morceaux de chair pourrie, qui n'étaient que ses foies ; que, du reste, j'en jugerais par moi-même, car il avait conservé ces crachats pour me les montrer. Je l'accompagnai chez lui et, quand il m'eût montré cette abondante expectoration de fausses membranes grisâtres, quelquefois mélangées de sang noirâtre et déjà desséchées et fortement adhérentes au linge qui les avait reçues, j'en conclus que non-seulement le larynx en était obstrué, mais qu'elles avaient envahi toute la trachée-artère et les grosses bronches. Après avoir examiné la malade, chez laquelle je constate le retour de l'air dans les poumons où j'entends des râles muqueux, et la disparition complète de tous les symptômes effrayants de la veille, j'annonce une guérison certaine pourvu qu'on continue la fleur de soufre, et, à cet effet, je prépare une troisième potion de dix grammes. Le lendemain, on vint me dire que la malade avait encore craché de la chair pourrie toute la journée, que sa nuit avait été très-bonne, qu'elle demandait à manger et à se lever. Jugeant inutile de lui faire une visite, je lui donnai la liberté de faire ce qu'elle voudrait. Je la rencontrai environ un mois après : il y avait déjà vingt jours qu'elle avait repris son état de papetière, mais elle n'avait pas encore recouvré la voix.

Dans le mois de février 1867, même commune, trois cas de croup, trois morts. On n'a pas employé la fleur de soufre, on s'est adressé aux vomitifs.

Le 7 mars, je suis appelé dans un autre village de la même commune pour une petite fille, âgée de 2 ans, dont l'oppression est tellement forte, dit l'envoyé, qu'elle respire à peine. Je vois l'enfant dont le croup date déjà de deux jours. Pendant que je reste près d'elle à lui préparer une potion de six grammes fleur de soufre, elle en a deux accès : à chaque accès, elle s'arrache des bras de sa mère pour marcher dans la chambre, la tête haute, respirant bruyamment, la figure couverte de sueurs. Le 8, je revois l'enfant, l'oppression n'existe plus, la toux est grasse, la nuit a été excellente. Malgré mes recommandations, après mon départ on supprime la fleur de soufre.

A midi, l'état satisfaisant du matin commence à disparaître et, à quatre heures du soir, au moment où je revois la petite malade, je la trouve aussi mal que la veille. Continuation de la fleur de soufre toute la nuit. Le 9, la toux est redevenue grasse, l'oppression a disparu, la respiration n'est plus bruyante. J'administre 0,30 sulfate quinine et je prépare une autre potion de six grammes fleur de soufre pour la journée. Le 9, je constate uue guérison complète. La toux reste grasse.

Le 8 avril, on m'apporte d'environ 10 kilomèlres une petite fille âgée de trente mois qui a le croup. Un de ses petits voisins est mort de cette maladie; le voyage l'ayant beaucoup fatiguée, la mère n'ose pas entreprendre le retour. Je partage ses craintes. Elle s'établit dans mon voisinage et je lui donne une potion avec six grammes fleur de soufre à faire prendre dans la journée. Le lendemain l'enfant allait si bien, que sa mère regagnait son domicile, munie de six grammes fleur de soufre pour une nouvelle potion. Quelques jours après, j'apprenais que la guérison avait été très-rapide.

A partir de cette époque jusqu'à la fin de décembre 1868, je ne rencontre plus que des cas de diphtérie: plus de croup. Cette phase de quiétude expira malheureusement le 28 de ce mois de décembre. Le soir de ce jour là, je suis appelé dans le bourg de Palluaud pour une petite fille âgée de quatre ans, très-intelligente, et d'une santé habituellement excellente. Elle est atteinte depuis deux jours de toux rauque, de respiration bruyante, d'oppression augmentant considérablement le soir. La voix est éteinte, la tristesse est grande. Je diagnostique le croup, et je prépare une potion avec six grammes fleur de soufre. Les enfants que j'avais soignés jusqu'à ce jour n'avaient jamais répugné à prendre la fleur de soufre; mais celle-ci opposa une si grande résistance, qu'on eût toutes les peines possibles à lui administrer cette première potion. Le 29, après un sommeil de quelques heures, la petite malade paraît gaie, sa toux, rauque en commençant, ne tarde pas à devenir grasse; l'oppression a diminué, la respiration seule reste ronflante par intervalles.

Je crois qu'une seconde potion de six grammes fleur de soufre à prendre dans la journée aménera une guérison radicale et je la prépare. Mais j'avais compté sans l'entêtement de l'enfant qui refusa net d'en reprendre. On n'insista pas beaucoup d'abord, mais quand, sur le soir, les symptômes reprirent leur intensité habituelle, on fut obligé d'avoir recours à la force et le remède fut mal pris. Les déchirures que portaient sur le visage et sur les mains ceux qui le faisaient prendre, étaient des preuves de là lutte qu'il fallait soutenir à chaque cuillerée. Le septième jour, voyant que je n'étais pas plus avancé que le premier, et que l'exacerbation du soir se prononçait malgré l'emploi du sulfate de quinine, je profitai du moment où la toux était grasse pour administrer l'émétique. Il fallut encore employer la force, mais comme j'avais mis la dose un peu forte elle avala assez de liquide pour vomir bientôt. Dans les matières vomies, que nous avions eu la précaution de recevoir sur un linge, nous trouvâmes plusieurs rouleaux de fausse membrane grisâtre ressemblant à de la chair pourrie, qui, étendus avec soin, offraient la largeur d'une pièce d'un franc et des caillots de sang. Aussitôt après cette expulsion, je voulus, à l'aide de l'insuflateur du docteur Guillot, insufler du nitrate d'argent en poudre dans le larynx, mais cela me fut impossible. A peine mon instrument eût-il franchi les arcades dentaires qu'il fût saisi entre les dents et que je ne pus plus le faire avancer; pendant ce temps là, l'humidité de la bouche fondait mon nitrate d'argent et en faisait une bouillie qui ne pouvait plus être insuflée. Mon insuflateur ayant été broyé et mis hors de service, les luttes qu'il fallait soutenir pour faire prendre des remèdes causant à la petite malade une fatigue indescriptible, le courage des parents à bout, je renonçai à l'introduction de toute espèce de médicaments, et j'employai les fumigations de cinabre conseillées par le docteur Abeille. A peine eût-on cessé la fleur de souffre que la toux ne fut plus grasse, que l'intermittence cessa, que la maladie suivit son cours, et que l'asphyxie eût lieu dans la nuit du 9 au 10, après une agonie terrible, pendant laquelle l'intelligence resta toujours intacte.

Le 30 janvier, vers les cinq heures du soir, R..., de la commune de Lusignac, devant la maison duquel je passais, me prie d'entrer voir un de ses enfants âgé de 20 mois, dont, dit-il, la voix est devenue *raucheuse* tout-à-coup dans la soirée du 28, et chez lequel est survenue presque aussitôt une oppression qui va toujours en augmentant. J'entre et je trouve l'enfant étendu sur les genoux de sa mère, la tête renversée en arrière; les yeux fermés à demi, très-oppressé, et la respiration diaphragmatique excessivement bruyante. La voix est éteinte, pas un cri ne peut sortir du larynx. Le père vient chez moi chercher une potion composée de fleur de soufre, six grammes, sucre trente grammes, eau douze cuillerées à bouche, qu'il me promet de faire prendre par cuillerée à bouche d'heure en heure. Je lui remets, en outre, six autres grammes pour une autre potion que je lui recommande de continuer jusqu'à mon retour. Le 31 au soir, je revois l'enfant que je trouve dans le même état que la veille. On a exactement suivi le traitement. Jusqu'à midi l'enfant a été très-bien, la toux a été grasse, ce n'est qu'à partir de cette heure qu'il est dans l'état où je le vois. Je donne une autre potion de six grammes pour la nuit. Le 1er février au matin, je trouve l'enfant très-bien; il a dormi tranquille, il avait fallu le réveiller pour lui faire prendre sa potion. En cas d'exacerbation vers le soir, je lui fais prendre 0,30 sulfate quinine. Je donne six autres grammes fleur de soufre; la journée fût excellente, l'enfant toussait gras; on suspendit le traitement, l'enfant fut guéri.

Le 11 février, on m'apporte du chef-lieu de ma commune un enfant âgé de 3 ans, très-fort, qui a été pris dans la nuit du 8 d'une toux rauque, à la suite de laquelle est survenue une respiration bruyante et une oppression extrême. Pendant le temps qu'il reste chez moi, il a plusieurs accès d'oppression qui sont effrayants. A chaque accès il se lève comme un ressort, cherche l'air, devient bleu, retombe harassé de fatigue et tout couvert de sueurs. Il meurt pendant le retour.

Le 13 février au matin, on m'apporte un autre enfant âgé de 18 mois, voisin du précédent, qui a eu pendant la nuit plusieurs quintes de toux. La mère, qui a entendu de sa chambre la toux de l'enfant qui vient de mourir, est très-inquiète de la ressemblance qu'elle trouve entre ces deux toux. L'enfant tousse en ma présence, sa toux est grosse, profonde, mais ne me paraît avoir rien d'inquiétant. Je recommande de coucher l'enfant, de le tenir chaud et de lui faire prendre du lait coupé de tilleul. Je revois l'enfant à une heure après-midi. Quel changement! l'oppression, la respiration bruyante, diaphragmatique, que j'entends de la rue, l'aphonie, tout est arrivé en même temps. L'enfant étendu sur les genoux de sa mère, la tête renversée en arrière, paraît complétement insensible, et entre ses paupières à demi closes on aperçoit le roulement de ses yeux. Les accès sont très-rapprochés et à chaque accès on se demande si celui qu'on voit n'est pas le dernier. Ce cas de croup, qui a marché d'une manière si foudroyante, me cause de vives inquiétudes; je ne crois point pouvoir en être maître. Je n'en prépare pas moins une potion avec six grammes fleur de soufre, dont je commence l'administration. A neuf heures du soir, je revois l'enfant et je constate déjà un peu de mieux. Je prépare une seconde potion afin qu'on continue le traitement toute la nuit. Le 14 l'oppression a diminué, l'enfant peut rester assis, il demande à manger; la respiration est encore bruyante, mais la toux est grasse. A quatre heures du soir, aggravation de tous les symptômes; la toux redevient rauque; nouvelle potion de six grammes pour la nuit. Le 15, état très-satisfaisant; 0,30 sulfate quinine; on continue la fleur de soufre. Le soir, je constate la guérison et je fais cesser le traitement.

Le 3 mars, dans la nuit, D..., demeurant à Saint-Séverin, m'envoie chercher pour un de ses enfants âgé de 9 mois, qui est à toute extrémité. Croup survenu dans la nuit du 1er au 2 mars. L'oppression a toujours été en augmentant depuis; on entend de la rue sa respiration bruyante. Les accès sont fréquents et sont toujours précédés d'une agitation excessive. Je prépare aussitôt une potion avec six grammes fleur de soufre, sucre en poudre q. s. et douze cuillerées à bouche d'eau pour la journée. Je revois l'enfant le soir ; il n'y a pas la moindre amélioration. A midi on a cru l'enfant mort, il était devenu noir. Nouvelle potion pour la nuit. Le 4 au matin, un peu de mieux se déclare. Je fais continuer la fleur de soufre. Le 4 au soir, même état. Les accès seuls ont considérablement diminué de fréquence et de force. Nouvelle potion pour la nuit. A minuit, l'enfant s'endort d'un sommeil calme ; l'oppresion n'existe plus, la respiration se fait presque sans bruit ; ceux qui le veillent s'endorment aussi. Le 5, au matin, je donne 0,25 centigrammes quinine. Je fais finir la potion suspendue pendant la nuit. La journée se passe bien, l'enfant est gai, la respiration se fait bien, la toux est grasse. Le traitement n'est pas continué ; la guérison ne se dément pas.

Le 12 mars, je suis appelé commune de Nabinaud, pour donner des soins à un enfant âgé de 17 mois. Dans la soirée du 11, on s'aperçut que sa voix était devenue tout-à-coup fêlée. Dans la nuit il fut pris d'une quinte de toux profonde qu'on aurait dit sortir d'une cuve. L'oppression qui survint bientôt et le bruit de la respiration annoncèrent à la mère que son enfant était atteint du croup, et comme elle s'était munie par précaution de fleur de soufre, dont elle connaissait les merveilleux effets, elle en prépara une potion où elle n'était pas ménagée et en commença l'administration, en sorte que quand j'arrivai je trouvai le traitement commencé. Je le fis continuer jusqu'au 15, et l'enfant étant guéri je cessai mes visites.

Le 20 mars, je suis appelé dans la commune de Saint-Séverin pour un autre enfant âgé de 20 mois. Atteint du croup dans la nuit du 18 au 19, l'oppression de l'enfant augmente tellement depuis minuit, sa respiration est si bruyante, son agitation est telle que la mère, en attendant qu'il fasse jour pour m'envoyer chercher, commence l'administration de la fleur de soufre. Je dirai en passant que dans ma clientèle, partout où il y a des enfants, je suis sûr d'y trouver de la fleur de soufre ; les succès inespérés qu'on m'en a vu obtenir lui ont attiré une confiance bien méritée. Le traitement fut continué jusqu'au 22, époque de la guérison.

Le 9 avril, un enfant de 10 mois ;

Le 13 juin, une petite fille âgée de 6 ans ;

Le 17 du même mois, une petite fille âgée de 3 ans ;

Tous atteints du croup, ont été guéris par le même traitement.

En récapitulant aujourd'hui les résultats que m'a donnés le traitement par la fleur de soufre, je trouve :

1° Croup diphtéritique ou d'emblée : 23 cas, 22 guérisons, 1 mort.

2° Diphtérie, 160 cas, 160 guérisons.

3° Angine couennneuse, 6 cas, 6 guérisons.

J'ai la certitude bien arrêtée que les vingt-deux enfants que j'ai guéris du croup doivent leur salut au traitement que j'ai employé. Et combien de victimes ai-je arrachées à la diphtérie et à l'angine couenneuse, ces deux maladies n'étant pas fatalement mortelles comme le croup, je n'en sais rien ; mais ce que j'ai vu quand je n'ai pas été appelé à temps me donne le droit de supposer qu'elles sont nombreuses.

La question qui se présente maintenant est celle-ci : Comment agit la fleur de soufre ? Agit-elle topiquement ? Si au lieu de la faire prendre à l'intérieur, on se bornait à l'insufler, est-ce que ce ne serait pas la même chose ? Je réponds non ! et en connaissance de cause. J'ai maintes fois été appelé pour des diphtéries qu'on soignait inutilement depuis plusieurs jours par la pommade soufrée. Quand j'ai été appelé à soigner des diphtéries qui me permettaient d'attendre, j'ai saupoudré les plaies de fleur de soufre et toujours sans résultat. Je n'ai jamais guéri qu'en la faisant prendre à l'intérieur. D'où j'ai conclu que le croup, la diphtérie et l'angine couenneuse sont des maladies dont la cause est dans la masse du sang ; que la fleur de soufre portée dans l'estomac y est soumise aux lois de la digestion, que ses principes sont absorbés et portés par la circulation dans toutes les parties du corps où ils detruisent le poison qui circule avec le sang. Ce qui me l'a prouvé et ce que l'expérience prouvera, j'ose l'espérer, à ceux de mes confrères qui essaieront cette médication, c'est la rapidité avec laquelle une pseudo-membrane se fond et disparaît, sur quelque partie du corps qu'elle soit placée, sous l'influence du traitement intérieur seul.

A part trois ou quatre cas de croup où la guérison n'a été obtenue qu'après deux jours et deux nuits, pendant lesquels les enfants ont absorbé vingt-quatre grammes fleur de soufre, l'amélioration a été obtenue dans tous les autres cas dès la première potion.

Le croup disparaît d'autant plus facilement qu'il est attaqué plus près de son début.

Saint-Paul-Lizonne, le 23 janvier 1869.

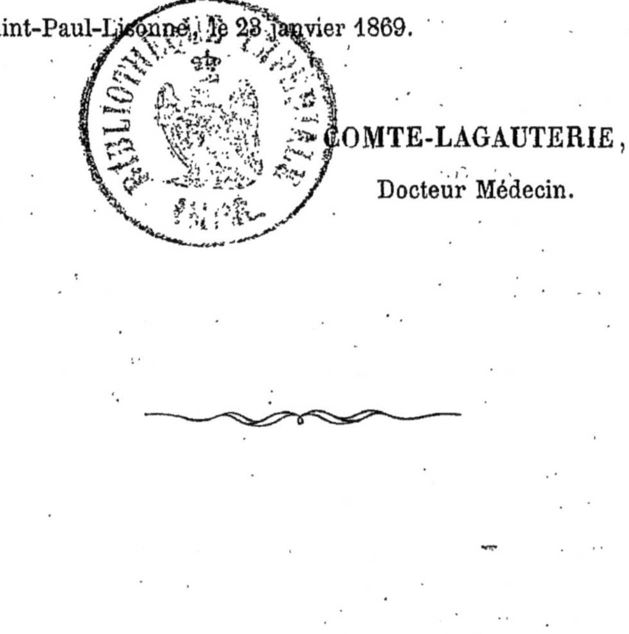

COMTE-LAGAUTERIE,

Docteur Médecin.

Typ. et lith. de C. Delecroix, à Ribérac. — 10000

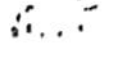

www.ingramcontent.com/pod-product-compliance
Lightning Source LLC
LaVergne TN
LVHW011437170726
843501LV00009B/3246